AF401403

CONTRIBUTION A L'ÉTUDE

DE LA

TACHYCARDIE TYPHOÏDIQUE

Forme cardiaque de la Fièvre typhoïde
sans lésion du myocarde.

PAR

Le Dr Joseph RUEL DE SOUROUVRE DE GUÉFOSSE

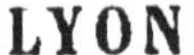

LYON

ALEXANDRE REY, IMPRIMEUR DE LA FACULTÉ DE MÉDECINE
4, RUE GENTIL, 4

1898

CONTRIBUTION A L'ÉTUDE

DE LA

TACHYCARDIE TYPHOÏDIQUE

Forme cardiaque de la Fièvre typhoïde sans lésion du myocarde.

CONTRIBUTION A L'ÉTUDE

DE LA

TACHYCARDIE TYPHOÏDIQUE

Forme cardiaque de la Fièvre typhoïde sans lésion du myocarde.

PAR

Le Dr Joseph RUEL DE SOUROUVRE DE GUÉFOSSE

LYON

ALEXANDRE REY, IMPRIMEUR DE LA FACULTÉ DE MÉDECINE
4, RUE GENTIL, 4

1898

Nous sommes heureux de pouvoir exprimer ici notre vive reconnaissance à tous nos maîtres de l'Ecole d'Alger, non seulement pour les connaissances médicales que nous avons acquises en assistant à leurs intéressantes cliniques et en écoutant leurs savantes leçons, mais encore pour les nombreux conseils qu'ils nous ont prodigués avec tant de bienveillance dans le cours de nos études.

Nous devons également, et c'est pour nous un devoir bien doux, exprimer notre gratitude à MM. les Professeurs et Professeurs agrégés de la Faculté de médecine de Lyon, devant laquelle nous avons subi tous nos examens.

Que M. le professeur Bondet daigne accepter nos remerciements les plus sincères pour le grand honneur qu'il a bien voulu nous faire en acceptant la présidence de notre thèse.

INTRODUCTION

Nous avons eu l'occasion, dans le cours de nos études médicales, d'observer plusieurs cas de tachycardie typhoïdique sans lésion du myocarde. Après avoir lu les principales publications qui ont paru sur les complications cardiaques de la dothiénentérie, notamment les leçons cliniques de M. Hayem sur les manifestations cardiaques de la fièvre typhoïde (*Progrès médical*, 1874 et 1875), le travail de M. Bernheim sur la forme cardiaque de la fièvre typhoïde (*Associat. pour l'avanc. des sciences, session de la Rochelle*, 28 août 1882); les articles de M. Huchard, sur les complications cardiaques de la fièvre typhoïde (*Journal des praticiens*, 1894; *Soc. des Hôpit.*, 1894; *Semaine médic.*, 9 mai 1888), les travaux de MM. Landouzy, Siredey, etc. ; après avoir remarqué cette idée, exprimée par M. Rendu (*Soc. médic. des hôpit.*, 1894), par MM. Tripier et Devic (article MYOCARDITE de la *Pathol. génér.* de Bouchard), qu'on avait abusé ces derniers temps de la myocardite typhique, il nous a semblé qu'il serait intéressant et utile de rechercher et de choisir, parmi les observations publiées sur la « tachycardie typhoïdique sans lésion du myocarde », les plus caractéristiques et d'y joindre les meilleures parmi celles que nous avons pu recueillir nous-même ; de résumer les connaissances acquises sur la pathogénie de cette accélération des contractions cardiaques sans myocardite ; de chercher enfin s'il est possible de tirer un pronostic ferme des symptômes qui peuvent se présenter dans le cas qui nous occupe.

Avant d'étudier la pathogénie de la tachycardie typhoïdique, nous pensons qu'il est nécessaire d'exposer en quelques mots la physiologie de l'innervation cardiaque, afin de comprendre plus aisément l'origine des troubles de cette innervation et les signes pathologiques qui en résultent.

Notre travail comprendra donc cinq parties :

1° *Physiologie de l'innervation cardiaque ;*

2° *Pathogénie de la tachycardie typhoïdique dans les cas où il n'y a pas myocardite ;*

3° *Symptômes et diagnostic ;*

4° *Pronostic ;*

5° *Observations.*

CONTRIBUTION A L'ÉTUDE

DE LA

TACHYCARDIE TYPHOÏDIQUE

**Forme cardiaque de la Fièvre typhoïde
sans lésion du myocarde.**

CHAPITRE PREMIER

PHYSIOLOGIE DE L'INNERVATION CARDIAQUE

Le cœur est animé de contractions rythmiques, et certaines influences physiologiques ou pathologiques peuvent produire le ralentissement ou l'accélération de ces contractions.

Nous savons aujourd'hui que la fibre cardiaque, comme toutes les fibres musculaires, a besoin pour se contracter d'un excitant physiologique et que cette excitation est produite par l'influx nerveux qui émane d'une façon continue des ganglions intra-cardiaques.

Nous savons également que la cause du rythme se trouve dans la fibre musculaire elle-même. Les recherches d'Eckard, de Ranvier, de Dastre et Morat, de Bowditch, de Fr. Franck, de Favel, ont prouvé, en démontrant que la pointe du cœur séparée des ganglions nerveux est susceptible de battre d'une façon rythmée au contact des solutions salées ou sous l'action d'un simple courant continu :

Que l'influence des ganglions du cœur n'est pas nécessaire à la production du rythme ;

Que la fonction rythmique appartient en propre à la fibre musculaire cardiaque.

Malheureusement, le siège et la conformation de ces ganglions du cœur sont très mal connus ; leur existence même a été mise en doute. Ce que nous en savons nous a été fourni par l'expérimentation animale. On sait, par exemple, que chez le chien il existe, dans la cloison interventriculaire, un point dont l'excitation détermine l'arrêt du cœur (point de Kronecker et Schmœy).

La plupart des physiologistes admettent cependant l'existence de cet appareil nerveux intra-cardiaque ; il comprendrait les ganglions de Ludwig, de Remak et de Bidder ; ce dernier aurait un pouvoir accélérateur, tandis que les deux premiers posséderaient une action frénatrice.

Enfin, l'accélération et le ralentissement des battements du cœur sont dus à l'influence exercée sur les ganglions nerveux par les nerfs extrinsèques : le sympathique et le pneumogastrique. Les mouvements du cœur sont donc soumis à l'action du système nerveux central par l'intermédiaire de nerfs des systèmes rachidien et sympathique agissant comme nerfs centrifuges.

Nous savons que l'excitation du vague, nerf frénateur, ralentit les battements du cœur et abaisse considérablement la pression artérielle, que l'effet de cette excitation n'a qu'une durée limitée. La nature intime de ce phénomène d'inhibition nous est inconnue. Le pneumogastrique transmet au cœur d'une façon continue des excitations modératrices émanant du bulbe; c'est le frein nerveux qui règle la fréquence des contractions. Si l'on sectionne les deux vagues, le cœur accélère considérablement son rythme sous l'influence de l'action accélératrice du sympathique.

Les fibres cardiaques modératrices du pneumogastrique n'appartiennent pas à ce nerf, mais lui viennent de son anastomose avec la branche interne du spinal. (Expériences de A. Waller.)

Enfin, les expériences d'Arloing et Tripier ont montré que le pneumogastrique droit possède une action inhibitoire plus marquée que le gauche, c'est-à-dire contient la plus grande partie des fibres cardiaques modératrices.

Les fibres accélératrices sont contenues dans le sympathique et proviennent des trois ganglions cervicaux, du premier ganglion thoracique. L'excitation de ces fibres produit l'accélération des contractions du cœur et l'hypertension artérielle, mais la paralysie du sympathique n'exerce pas sur l'activité cardiaque une influence spéciale.

Fr. Franck (Innervation du cœur, *Gaz. hebdom. de méd. et chirurg.*, p. 278, 1879) a bien démontré que l'accélération des systoles est toujours plus élevée dans les cas où l'on sectionne le nerf vague que lorsqu'on excite le sympathique; qu'il y a prédominance de l'action frénatrice sur l'action accélératrice quand on excite simultanément le pneumogastrique et les nerfs cardiaques sympathiques.

L'excitation des nerfs accélérateurs produit, en même temps que l'augmentation du nombre des battements, une tendance au resserrement systolique : la capacité des cavités du cœur diminue; en outre, on observe assez souvent des troubles vaso-moteurs connexes.

L'accélération cardiaque produite par cette excitation est peu prononcée et de courte durée. En somme, le système accélérateur est incapable de produire la tachycardie lorsque le système modérateur est intact ; la condition la plus efficace pour produire la tachycardie expérimentale consiste dans la paralysation du système modérateur, ce qui laisse sans influences antagonistes les nerfs accélérateurs.

Quels sont maintenant les centres de l'innervation cardiaque ? Dans le bulbe se trouve, au niveau de l'origine des nerfs vagues, un centre modérateur (Expériences de Budge). Le centre accélérateur occupe une région très étendue de la moelle cervico-dorsale : les rameaux communicants qui relient les racines rachidiennes à la chaîne sympathique contiennent des fibres accélératrices depuis la quatrième ou cinquième racine cervicale jusqu'à la cinquième racine dorsale. Ces fibres gagnent ensuite par la chaîne sympathique les ganglions cervicaux et le premier ganglion thoracique.

Nous savons que toute excitation des nerfs sensibles retentit sur le cœur ; que les excitations qui ne sont pas trop fortes provoquent plutôt l'accélération du cœur ; celles qui sont intenses et très douloureuses (coup violent à l'épigastre, etc...) produisent le ralentissement et même l'arrêt des battements (syncope). Le point de départ du réflexe cardiaque peut être dans le cerveau (émotions).

Enfin, le cœur lui-même est un point de départ des réflexes cardio-moteurs, car il renferme des nerfs sensibles ; le cœur est sensible aux variations de la pression sanguine et à la distension de ses cavités par le sang ; il règle ses efforts d'après la résistance à surmonter (loi de Marey). C'est dans le nerf pneumogastrique que sont contenues les fibres sensibles du cœur ; chez le lapin, ces fibres constituent un nerf isolé, détaché du pneumogastrique, le nerf dépresseur de Cyon.

Le cœur est également sensible aux substances toxiques que peut renfermer le sang.

Nous venons d'exposer les notions de physiologie de l'innervation cardiaque qu'il nous était utile de connaître pour bien comprendre la pathogénie de la tachycardie ; nous devons maintenant, en terminant ce chapitre, dire quelques mots sur l'innervation des vaisseaux.

Nous savons qu'il existe des nerfs vaso-constricteurs (expériences de Cl. Bernard, de Brown-Séquard) et des nerfs vaso-dilatateurs (expériences de Cl. Bernard, de Vulpian, de Jolyet et Laffont, d'Eckhardt, de Dastre et Morat).

La vaso-dilatation est un phénomène d'inhibition et les nerfs vaso-dilatateurs agissent à la manière du pneumogastrique. On trouve sur le trajet des nerfs vaso-moteurs de petits ganglions microscopiques qui doivent jouer pour les vaisseaux le même rôle que les ganglions intra-cardiaques pour le cœur. La tonicité des artérioles est entretenue par les excitations qui émanent constamment des centres nerveux du bulbe et de la moelle, des ganglions du sympathique et des petits ganglions disséminés sur le trajet des nerfs vaso-moteurs. Or, l'effet de l'excitation des nerfs vaso-dilatateurs est de rompre ce tonus en développant dans ces centres nerveux une action inhibitoire, d'où la dilatation des vaisseaux sous l'influence de la pression sanguine qui n'est plus contre-balancée par la réaction des parois vasculaires.

De nombreuses expériences ont montré que les centres nerveux vaso-moteurs siègent dans tout l'axe bulbo-médullaire, mais le centre principal se trouve dans le bulbe.

Les nerfs vaso-moteurs sortent de la moelle par les racines antérieures, avec les autres fibres motrices.

L'appareil vaso-moteur fonctionne par le mécanisme des actions réflexes ; il sert à régler les circulations locales et assure la vaso-dilatation dans les différents organes, au moment de leur fonctionnement. Comme tous les organes ne fonctionnent pas à la fois, il en résulte qu'il existe un continuel balancement entre les circulations locales. Les vaso-moteurs constituent également un important appareil de régulation thermique par le balancement qu'ils produisent entre la circulation périphérique et la circulation centrale.

Enfin, ils jouent un rôle important dans les phénomènes pathologiques : rougeur, chaleur, gonflement des tissus dans l'inflammation ; œdème ; congestion des organes ; asphyxie locale, etc., etc...

CHAPITRE II

PATHOGÉNIE DE LA TACHYCARDIE TYPHOIDIQUE
dans les cas où il n'y a pas myocardite.

La tachycardie est un symptôme qui se caractérise par
des battements régulièrement rapides et bien rythmés, et
dans lesquels les différentes périodes évolutives de la révo-
lution cardiaque conservent leurs rapports physiologiques
(Teissier, *Nouv. éléments de Pathol. médic.*).

Ces caractères différencient la tachycardie de l'embryocardie qui consiste en un trouble du rythme cardiaque,
dans lequel l'un des bruits du cœur est tellement atténué
qu'il n'est pas perçu, de telle sorte que les battements
cardiaques, qui sont d'ailleurs très précipités, semblent se
succéder à intervalles égaux, comme les bruits du cœur
du fœtus.

On ne confondra pas non plus la tachycardie avec les
palpitations, la tachycardie étant un phénomène objectif,
perceptible au médecin, mais non perçu par le malade qui
n'éprouve pas la moindre douleur, tandis que les palpitations sont avant tout un symptôme subjectif, senti d'abord
par le malade qui en souffre.

Les conditions génératrices de la tachycardie typhoïdi--

que, lorsqu'il n'y a pas de lésion du myocarde, peuvent se
diviser en trois catégories principales, suivant qu'elles relè-
vent d'un trouble fonctionnel consécutif à l'action du poison
typhoïdique sur l'innervation du cœur, sur l'innervation
des vaisseaux ou sur la fibre musculaire cardiaque elle-
même. Mais l'innervation du cœur a des sources multiples
et les causes qui peuvent l'influencer sont complexes;
d'autre part, la tension artérielle est toujours considérablement modifiée dans la dothiénentérie; aussi est-il
difficile de connaître l'origine certaine des tachycardies.

S'agit-il d'un trouble survenu dans l'innervation cardiaque? Et, dans ce cas, existe-t-il une altération du
pneumogastrique? Ce nerf est-il atteint au niveau de ses
extrémités, de son trajet, de son origine bulbaire?

S'agit-il, au contraire, d'une altération du grand sympathique?

Doit-on soupçonner une lésion des ganglions du cœur,
une paralysie des ganglions frénateurs (gangl. de Ludwig,
de Remak) ou une excitation du ganglion accélérateur
(gangl. de Bidder)?

Nous pouvons dire, dès maintenant, qu'on ne doit
même pas essayer d'expliquer la pathogénie de la tachycardie par une modification de l'activité des ganglions
intracardiaques, car on connaît très mal la physiologie de
ces organes.

Enfin, les centres nerveux, la moelle cervicale et surtout le bulbe, peuvent modifier les battements cardiaques
et l'action des vaso-moteurs.

La cause de ces modifications de l'activité des centres
nerveux serait, d'après M. Bernheim, l'action directe du
poison typhoïdique sur le centre d'innervation cardiaque.

Voici comment s'exprime à ce sujet le professeur de la Faculté de Nancy :

« On conçoit que le poison typhique agisse à la façon de la digitale, des acides biliaires qui ralentissent le cœur par irritation de son centre modérateur... Si le pouls est peu fréquent dans la fièvre typhoïde normale, c'est que le poison typhique, agissant à la façon de la digitale, à dose thérapeutique, ralentit et renforce les battements du cœur ; mais, à dose toxique, se concentrant en plus grande quantité sur le centre nerveux du cœur, il agit encore comme la digitale à dose toxique, c'est-à-dire produit une accélération paralytique du cœur. »

Nous voyons que M. Bernheim attribue les troubles produits à la toxine sécrétée par le bacille d'Eberth et non au bacille lui-même. Les expériences de MM. Toussaint, Chauveau, Pasteur ont prouvé, en effet, que les microbes sécrètent des substances solubles toxiques et que ces poisons sont susceptibles de provoquer de graves désordres dans le fonctionnement des organes. Brieger, en 1885, a extrait des cultures du bacille d'Eberth, un alcaloïde, la typhoïdo-toxine, à laquelle il attribue plusieurs caractères rappelant certains accidents de la dothiénentérie. On soupçonnait donc déjà que, dans les maladies infectieuses, certains phénomènes morbides sont d'ordre toxique et que le poison est sécrété dans le corps de l'individu malade par le germe pathogène. Cette idée fut confirmée par les expériences de Roux et Yersin, qui démontrèrent l'identité des lésions produites par une injection de poison diphtéritique ou par une inoculation du bacille de Löffler. La maladie (symptômes et lésions) est donnée aussi sûrement par l'ii. ion du poison que par l'inoculation des bacilles.

Les nombreuses expériences de MM. Roux, Charrin, Arloing, Courmont, Roger, etc., ont prouvé l'influence très grande exercée par les toxines microbiennes sur les centres nerveux et notamment sur les centres vaso-moteurs.

Dans l'ouvrage intitulé *Des Virus*, paru en 1891, M. le professeur Arloing montre que l'expérimentation a reproduit presque tous les troubles qui caractérisent les maladies virulentes et qu'on doit les rapporter à l'action des substances toxiques se répandant partout.

Les produits microbiens agissent-ils directement comme poisons des cellules ou bien provoquent-ils la formation de ferments solubles toxiques, élaborés par l'organisme, comme cela résulte des études expérimentales de MM. Courmont et Doyon, sur la pathogénie des contractures tétaniques, nous ne pouvons le dire encore ? Mais ce qui est certain, c'est que les sécrétions microbiennes existent et sont la cause la plus fréquente, sinon l'unique, des troubles si nombreux et si variés que l'on observe dans les maladies infectieuses. Nous comprenons maintenant pourquoi les symptômes cardiaques de la dothiénentérie peuvent être si graves, alors que le myocarde ne semble pas atteint et que l'on n'y trouve pas toujours les bacilles d'Eberth.

La pathogénie des troubles produits par le poison typhoïdique dans le fonctionnement du cœur et du système vasculaire est beaucoup plus facile à concevoir depuis les expériences de M. Arloing, sur les germes de la péri-pneumonie épizootique bovine, de MM. Bouchard,

Charrin et Gley, Morat et Doyon sur le bacille pyocyanique, de M. Roger sur les produits solubles du *Bacillus septicus putidus*, etc.

M. Artaud (th. de Lyon, 1895) a fait dans le laboratoire de M. Arloing quelques expériences très intéressantes qui montrent bien l'influence très grande des toxines microbiennes sur tout le système circulatoire, cœur et vaisseaux : pratiquant des injections de pneumo-bacilline chez le chien et le bœuf, il a remarqué que chaque fois que le cœur s'accélérait, le pouls perdait son énergie ; l'accélération des pulsations suivait la chute de la pression, mais ne la précédait jamais ; l'accélération diminuait à mesure que la tension remontait. Ces désordres se produisaient de trente à quarante secondes après l'injection et disparaissaient bientôt si on ne renouvelait pas les injections ; il ne s'était donc produit que des troubles fonctionnels ; si, au contraire, on injectait, à plusieurs reprises, de nouvelles doses de pneumo-bacilline, des manifestations graves se produisaient, de véritables lésions organiques apparaissaient plusieurs heures après.

« Nous avons voulu, dit M. Artaud, nous rendre compte de ce qui se passait directement dans le cœur et, au moyen du cardiographe à aiguille de Laulanié, nous avons enregistré d'intéressantes modifications : après la première injection de toxine, le cœur s'accélère beaucoup et en même temps s'affaiblit, au point de n'avoir plus que la moitié ou le quart de sa force normale. Bientôt, alors que la pression se maintient à son niveau le plus inférieur, les contractions se ralentissent et leur énergie augmente ; la courbe cardiographique arrive rapidement à dépasser l'amplitude normale. Donc, pendant la phase d'hypotension primitive qui suit immédiatement l'injection initiale, le cœur après s'être accéléré en s'affaiblissant, se ralentit en se renforçant. Ce renforcement n'agissant pas sur la pression, qui demeure toujours basse, il y a une vaso-dilatation considérable avec relâchement des vaisseaux. Puis tout rentre dans l'ordre. »

Nous voyons donc que certaines toxines microbiennes telles que la pneumo-bacilline, les sécrétions de l'aureus (Expériences de MM. Arloing et Courmont), dilatent les capillaires, font baisser la pression. On comprend déjà, connaissant la loi de Marey, que, dans ces conditions, le cœur précipitera ses mouvements.

« Après les injections de malléine, toxine du microbe de la morve, faites chez l'âne et le chien, on constate au contraire une hypertension artérielle élevant la pression de 20 à 25 millimètres au-dessus de la normale. Les pulsations se renforcent et se ralentissent: de 60, elles arrivent, en quelques minutes, à 42 chez l'âne.

Après plusieurs injections successives, il se produit de nombreuses oscillations présentant une tendance manifeste à la chute, puis l'hypotension commence à s'installer lentement et progressivement. Le pouls s'accélère et devient faible. »

Toutes les toxines n'agissent donc pas de la même façon; il en est qui, au lieu d'abaisser la tension sanguine, l'élèvent en produisant la vaso-constriction; le professeur Bouchard, Gley, Charrin, etc., l'ont établi.

Le poison microbien peut aussi agir directement sur la fibre musculaire cardiaque, comme Roger l'a démontré par ses expériences sur les produits du *Bacillus septicus putidus* (1893); en effet, la pointe du cœur ayant été isolée après l'injection, le myocarde demeure inexcitable et insensible; il y a véritable paralysie myocardique. L'influence des ganglions, du bulbe, du pneumogastrique est éliminée par la section de la pointe. Dans cette expérience, le poison est certainement musculaire, mais les symptômes surviennent au bout de quelques minutes seulement; on ne peut donc les attribuer à des lésions du myocarde survenues si promptement; la toxine microbienne agit en troublant la fonction de la cellule, comme cela a lieu dans les empoisonnements par la plupart des alcaloïdes.

Morat et Doyon *(Lyon médical,* 1891), étudiant l'action des produits solubles et stérilisés du microbe pyocyanique, ont remarqué que ces toxines suspendaient l'action du nerf vague dont l'excitation ne produisait plus d'influence inhibitoire sur le cœur.

« Quand on injecte, dit M. Charrin *(Pathol. générale* de Bouchard, article INFECTION), certains poisons microbiens, on fait naître, suivant les attributs de ces substances, des convulsions, du coma, des contractures, des paralysies, le tableau qui constitue la forme nerveuse. Il suffit, pour obtenir ces accidents, d'impressionner par les toxines la cellule nerveuse, la plus délicate, la plus sensible de nos cellules, celle qui souvent réagit le plus vivement, le plus promptement. »

Il se peut aussi, comme l'ont prouvé les expérimentateurs lyonnais pour certains microbes, que les perturbations soient engendrées par les tissus sécrétant des diastases sous l'influence des substances fabriquées par l'agent pathogène. C'est d'ailleurs par ce mécanisme qu'on veut expliquer l'état bactéricide qui caractérise les vaccines.

Quoiqu'il en soit, les toxines microbiennes agissent sur le système nerveux directement ou indirectement à la façon du bacille de Nicolaïer et provoquent dans le fonctionnement de ce système une série de troubles qui peuvent être le résultat de simples imprégnations, de simples accidents circulatoires. « L'anémie ou la congestion d'une circonvolution (Charrin, *Pathol. générale*), occasionnée par l'intervention d'une toxine vaso-constrictive ou vaso-dilatatrice provoquera, suivant la circonvolution, des perturbations dans le mouvement, dans la sensibilité, dans la parole, dans l'intelligence. Ainsi s'expliquent, pour une part, ces paralysies, ces aphasies transitoires qui se déroulent pendant la fièvre typhoïde, la variole, la pneumonie, etc. »

On a pu retrouver dans le cerveau, dans la moelle, des sécrétions du bacille d'Eberth, sécrétions qui engendrent les phénomènes nerveux quelquefois si intenses dans la dothiénentérie.

Il n'est pas nécessaire que les toxines microbiennes produisent des lésions organiques pour provoquer des troubles graves dans le fonctionnement des organes et notamment dans la fonction cardio-vasculaire; il suffit qu'elles impressionnent, à la façon des poisons névrosthéniques, les cellules nerveuses, les plus délicates de l'organisme. La toxine typhoïdique agit sur le cœur plus souvent par influence perturbatrice de la fonction que par altération du tissu de cet organe.

En résumé, les poisons microbiens, et par conséquent la typhoïdo-toxine, agissent sur le cœur tantôt d'une façon directe en impressionnant la fibre musculaire, comme l'a démontré M. Roger; tantôt, le plus souvent, d'une façon indirecte, en influençant l'appareil nerveux cardio-vasculaire.

Dans la fièvre typhoïde régulière, la fréquence du pouls n'est jamais en rapport avec l'élévation de la température. Le cœur, qui a des tendances à battre très vite sous l'influence de l'hyperthermie, est ralenti par le poison typhoïdique. Celui-ci excite le centre modérateur et ralentit ainsi le pouls ; mais, de même que la digitale, il peut agir à dose toxique sur le centre et produire une accélération paralytique du cœur.

Il paraît rationnel, pour expliquer la tachycardie, d'invoquer l'excitation du nerf accélérateur ; mais, l'accélération produite par l'excitation expérimentale des nerfs cardiaques du grand sympathique est peu prononcée et de courte durée ; il y a toujours prédominance d'action du nerf vague et l'irritation du sympathique ne peut produire une accélération très prononcée et durable qu'autant qu'il existera simultanément de la parésie ou de la paralysie des nerfs modérateurs.

C'est donc l'altération du pneumogastrique qui est la cause la plus fréquente de tachycardie ; nous disons la plus fréquente, mais non la cause unique, car il faut tenir grand compte de la modification apportée dans le fonctionnement du système vaso-moteur, comme nous le verrons plus loin.

Quant au siège de l'altération, il se trouve probablement au niveau des noyaux d'origine, au bulbe ; les symptômes dits nerveux concomitants : délire, agitation, dyspnée, vomissements, etc., toutes les manifestations ataxo-adynamiques prouvent que ce sont les centres qui sont le plus souvent atteints ; la simple diminution des

échanges nutritifs dans les centres nerveux, dans les
noyaux bulbaires du pneumogastrique, peut amener une
déchéance du nerf qui équivaut à sa section. Les lésions
du pneumogastrique sur les divers points de son trajet
peuvent aussi produire une tachycardie continue. Il s'agit
alors soit d'une névrite de ces nerfs, comme cela a été
prouvé pour l'ataxie locomotrice par Oppenheim, pour
l'alcoolisme par d'autres auteurs; il s'agit quelquefois
d'une tumeur du médiastin (adénopathie trachéo-bronchi-
que, etc.) comprimant l'un des vagues. Mais ces cas se
présentent exceptionnellement dans la fièvre typhoïde et ils
donnent lieu à des symptômes de compression concomitants.

A côté de cette cause de tachycardie, si importante,
constituée par la paralysie du frein nerveux, nous devons
étudier une deuxième cause, à laquelle certains auteurs
voudraient à tort attribuer le premier rang, la paralysie
du frein vasculaire, selon l'expression de M. Huchard.

M. Hayem prétendait qu'il y avait toujours myocardite
dans la forme cardiaque de la fièvre typhoïde. On devait
toujours, d'après cet auteur, trouver à l'autopsie des
lésions de dégénérescence granulo-graisseuse des fibres
musculaires. Or, bon nombre d'individus ayant succombé
aux complications cardiaques de la dothiénentérie ont pré-
senté à l'autopsie un cœur absolument sain, alors que pendant leur maladie, on avait constaté chez eux une tachycardie très prononcée.

M. Bernheim (de Nancy) s'était fait, en 1882 (Congrès
de la Rochelle), l'initiateur d'une nouvelle théorie, dans
laquelle, niant le rôle prépondérant de la myocardite, il
attribuait le premier rang, dans la forme cardiaque de la

fièvre typhoïde, à la paralysie des centres modérateurs de l'innervation cardiaque provoquée par l'action directe du poison typhoïdique. De nombreuses observations, avec examen microscopique prouvant l'absence totale des lésions de dégénérescence du myocarde, ont été publiées par M. Bernheim, pour le Congrès de la Rochelle, et par M. Willaume, dans une thèse inspirée par le professeur de Nancy.

Mais M. Huchard fit remarquer *(Semaine médicale, 9 mai 1888)* que M. Bernheim avait absolument laissé dans l'ombre l'influence du système vasculaire périphérique, de ce frein « qui règle par tout le corps la rapidité du passage du sang ». Le cœur règle ses mouvements d'après la résistance à vaincre, comme l'a démontré Marey : il bat moins vite, lorsque la constriction des artérioles élève la pression, il accélère ses contractions, lorsque la tension artérielle s'abaisse par suite de la vaso-dilatation.

Or, M. le professeur Potain, dans soixante-quatorze expériences faites sur vingt-cinq typhoïdiques, a montré que, dans la dothiénentérie, la pression sanguine est toujours abaissée; M. Potain a observé des pressions de 14 centimètres de mercure, de 13 centimètres, de 11, de 7 centimètres dans les formes adynamiques *(Dict. de Jaccoud,* art. F. TYPHOIDE). Nous trouvons donc ici une nouvelle cause très importante de tachycardie et nous ne pouvons accepter l'opinion des auteurs qui prétendent qu'une accélération très prononcée des battements du cœur est un signe certain de myocardite.

Cette hypotension reconnaîtrait pour cause un affaiblissement paralytique des artérioles d'origine vaso-motrice.

« Le danger n'est pas seulement au cœur central, dit M. Huchard, il est aussi au cœur périphérique, il est dans les vaisseaux, dans l'abaissement souvent énorme de la tension artérielle. » Les signes qui indiquent l'abaissement de la pression sanguine sont : le dicrotisme du pouls, la diminution du bruit des valvules aortiques, l'accélération des battements cardiaques. Par conséquent, ces prétendus signes de myocardite sont loin d'avoir la valeur que certains auteurs leur ont prêtée. De nombreux symptômes indiquent que les centres vaso-moteurs sont intéressés par la typhoïdo-toxine : ce sont les troubles circulatoires que l'on observe au niveau de la peau, de la face, des extrémités : très souvent la face est alternativement pâle et rouge, les extrémités froides et blanches, puis chaudes et rouges, le pouls est dicrote ; on note assez souvent des taches méningitiques, etc.

En résumé, nous voyons que, dans les cas où il n'y a pas myocardite, c'est-à-dire le plus souvent, il existe deux grandes causes de tachycardie, toutes deux consécutives à l'action du poison typhoïdique sur les centres de l'innervation cardiaque et vaso-motrice : la paralysie des nerfs frénateurs du cœur et la paralysie des vaisseaux contractiles, avec hypotension consécutive.

Il ne faudrait pas croire que l'accélération des battements du cœur est toujours fonction de l'abaissement de la pression sanguine ; ce serait une erreur et, ce qui le prouve bien, c'est que les phénomènes cardiaques et les phénomènes vasculaires ont quelquefois une évolution différente ; la pression peut se relever, le pouls devenir perceptible tout en restant très fréquent. Cela d'ailleurs se conçoit puisque la tachycardie n'est pas seulement due à l'hypotension artérielle, mais encore et surtout, à l'altération des noyaux du pneumogastrique.

Connaissant maintenant, grâce aux études expérimentales des bactériologistes de Paris et de Lyon, le rôle important des sécrétions du bacille d'Eberth dans la genèse des symptômes dits nerveux de la fièvre typhoïde, et notamment dans la production des troubles cardiaques, connaissant aussi la pathogénie probable de ces troubles, nous pouvons étudier avec fruit la tachycardie typhoïdique au point de vue clinique et rechercher les signes qui permettront de dire s'il y a myocardite ou non.

CHAPITRE III

SYMPTOMES ET DIAGNOSTIC
de la forme cardiaque de la fièvre typhoïde
sans lésion du myocarde.

La première question que l'on se pose, lorsqu'on se trouve en face d'un typhoïdique présentant un pouls faible et très fréquent, est la suivante :

Y a-t-il myocardite ou non ?

La règle est d'avoir, avec une température de 40 à 41 degrés, un pouls qui ne dépasse pas 100 pulsations. Nous en connaissons la raison. Lorsqu'on aura un pouls accéléré atteignant ou dépassant 120 pulsations, surtout si la température est inférieure à 40 degrés, on peut affirmer qu'il y a complication cardiaque. En quoi consiste cette complication ? S'agit-il d'une lésion de dégénérescence de la fibre musculaire ou bien d'un trouble fonctionnel, d'un trouble de l'innervation cardio-vasculaire ?

M. Rendu (*Société méd. des hôpit.*, séance du 15 juin 1894) s'est élevé contre l'importance que l'on a attribuée, ces derniers temps, à la myocardite typhoïdique : « On ne tient pas suffisamment compte, dit-il, des troubles de l'innervation cardiaque, qui jouent très certainement un rôle important dans la symptomatologie des phénomènes cliniques. Combien de fois ne voit-on pas, au cours d'une fièvre typhoïde, la tachycardie, l'affaiblissement du pouls et de la tension artérielle, l'arythmie survenir chez des sujets qui, quelques jours après, entrant en convalescence, récupèrent très rapidement l'énergie de leurs contractions ventriculaires et dont le cœur se remet à fonctionner sans aucune défaillance. Il me paraît probable que, dans ces cas, l'affaiblissement de l'influx nerveux et la parésie du pneumogastrique interviennent au moins autant que les altérations de structure de la fibre musculaire et que l'on n'est pas fondé à diagnostiquer la myocardite dès que survient le collapsus cardiaque. »

MM. Tripier et Devic (*Pathol. générale* de Bouchard, article MYOCARDITE) soutiennent l'opinion de M. Rendu et pensent que « la grande majorité des troubles cardiaques que l'on observe dans la dothiénentérie sont surtout nerveux, et que pas plus l'arythmie que l'affaiblissement du choc et des bruits du cœur ne décèlent l'existence d'une myocardite. Ces prétendus signes de la myocardite typhique sont loin, d'ailleurs, d'avoir la valeur pronostique que certains auteurs leur attribuent. »

Le désaccord qui existe entre les défenseurs des diverses théories que nous avons exposées plus haut montre bien que la solution du problème posé en tête de ce chapitre n'est pas facile à trouver. Aussi, devons-nous nous contenter de rechercher les symptômes importants que l'on observe dans les cas types des deux formes cardiaques, et faire ressortir les différences qui permettent parfois de poser nettement le diagnostic de complication cardiaque avec ou sans myocardite.

L'évolution de la myocardite aiguë comprend deux périodes : une phase d'excitation passagère et une phase d'asthénie. Cette évolution est ordinairement régulière, les symptômes apparaissent progressivement, vont en augmentant, puis disparaissent assez lentement, dans les cas favorables, à mesure que la convalescence s'établit.

Pendant la première semaine (période d'éréthisme), on note des palpitations, des douleurs précordiales, de l'oppression, de la tachycardie (120); le pouls est fort, régulier ; on remarque parfois l'éclat des claquements sigmoïdiens. Le cœur se surmène manifestement et bientôt apparaît la phase d'asthénie. C'est dans le cours de la deuxième semaine que les signes de myocardite se montrent : les bruits du cœur vont en s'affaiblissant, surtout le premier; le choc du cœur est peu marqué; on perçoit fréquemment à la partie moyenne du cœur un souffle mésosystolique, doux, très variable, présentant en somme les caractères du souffle extra-cardiaque; dans d'autres cas, c'est un bruit de galop que l'on observe dans la région méso-cardiaque, véritable galop d'asthénie, indiquant, avec l'accroissement de la matité précordiale, que le cœur a subi un certain degré de dilatation. Pendant la troisième semaine, les symptômes s'accentuent : le premier bruit du cœur a presque disparu, le deuxième bruit devient très faible; le pouls accéléré, filiforme, mou, dépressible, irrégulier, intermittent, indique la faiblesse extrême du myocarde; l'hypotension artérielle est consirable ; au niveau du cœur, l'arythmie, l'embryocardie apparaissent souvent. La dyspnée, l'anxiété augmentent de plus en plus ; le malade présente les signes du collapsus, de l'adynamie profonde, et la mort survient.

Si, au contraire, le malade doit guérir, le retour à la santé est traînant, les symptômes disparaissent successivement, à mesure que le myocarde revient à son état normal.

Telle est, dans ses grandes lignes, l'esquisse de la forme myocarditique ; voyons maintenant sous quel aspect se présente ordinairement la forme dans laquelle le myocarde n'est pas lésé.

La fièvre typhoïde peut avoir des allures bénignes, la température peut être peu élevée, mais un symptôme anormal attire l'attention, c'est la fréquence du pouls. Cette accélération apparait quelquefois brusquement ; le pouls est faible, dépressible, mais il est régulier ; la tachycardie est quelquefois excessive (140, 180 pulsat.), tandis que dans la myocardite le pouls dépasse rarement 120.

Si l'on ausculte le cœur, on est surpris de ne trouver aucun bruit anormal : pas de souffle, pas de bruit de galop, pas d'intermittences, pas d'arythmie ; on remarque même souvent un contraste frappant entre la force des bruits du cœur et la faiblesse du pouls. Le malade présente de la dyspnée quelquefois très marquée, dyspnée qu'on ne peut expliquer qu'en invoquant un trouble du fonctionnement des centres nerveux, car les voies bronchiques sont libres et la congestion pulmonaire n'apparaît que plus tard. Pourquoi le poumon ne s'engorge-t-il pas, alors que les contractions cardiaques sont si précipitées ? Cela tient à ce que l'action du poison typhoïdique sur le grand sympathique retentit sur tout le système capillaire et notamment sur le réseau pulmonaire qui se trouve adapté aux conditions de la circulation sanguine viciée. La circulation du sang à travers les vaisseaux pulmonaires se fait par suite facilement et le pouls peut s'élever et se maintenir à

200 pulsations pendant plusieurs jours sans que le poumon en pâtisse autrement que par l'oppression.

La température ne suit pas la marche ascendante du pouls, quelquefois même elle est normale ou hyponormale dans l'aisselle.

La terminaison peut être fatale et, dans ce cas, le pouls devient si rapide et si faible qu'il est incomptable ou même imperceptible ; la tension artérielle s'abaisse de plus en plus ; les bases pulmonaires se congestionnent ; souvent l'embryocardie ou l'arythmie apparaissent et le malade tombe dans le collapsus ou meurt dans une syncope.

Parfois, la fièvre typhoïde, loin de présenter au début des allures bénignes, se complique de manifestations ataxiques, puis adynamiques.

La marche de cette forme est presque toujours irrégulière ; nous n'avons plus les différentes périodes de la forme myocarditique. Ici les symptômes se montrent souvent d'emblée avec les caractères qu'ils conserveront jusqu'à la fin ; on quitte le malade après avoir remarqué le bon état de son cœur et l'on est surpris, le lendemain, de constater un pouls parfois excessivement rapide et faible. Il est vrai que ces symptômes peuvent aussi disparaître très rapidement. Cette évolution ne nous étonne plus, maintenant que nous connaissons la pathogénie de cette tachycardie nerveuse.

En somme, nous remarquons comme traits saillants, dans la forme cardiaque consécutive à un trouble toxique de l'innervation cardio-vasculaire, une tachycardie excessive, des bruits du cœur parfois un peu affaiblis, mais toujours nettement perceptibles, l'absence de bruits anormaux, un pouls faible mais régulier. Ce n'est guère que vers la fin qu'on voit apparaître l'arythmie ou l'embryocardie annonçant l'asystolie, le collapsus qui peuvent entraîner la mort.

La température rectale est toujours fébrile, mais la température axillaire est le plus souvent hyponormale, lorsque le collapsus s'installe.

Nous savons que le collapsus, décrit pour la première fois par Wunderlich, donne lieu aux phénomènes suivants : les extrémités sont froides, cyanosées ; le malade est plongé dans une adynamie profonde, son visage est blème, ses yeux excavés, ses lèvres bleuâtres ; une sueur froide, visqueuse couvre son corps ; le pouls est extrèmement rapide, irrégulier ; la température axillaire souvent hyponormale : il y a anurie, dyspnée très prononcée, quelquefois même rythme de Cheyne-Stokes ; peu de signes aux poumons, congestion plus ou moins marquée des bases pulmonaires. On a même vu la mort se produire avant que la congestion passive des poumons ait eu le temps de s'établir.

Entre les cas types, dont nous venons d'énumérer les symptômes, il y a place pour des formes intermédiaires, dont le diagnostic est souvent très délicat, parfois même impossible dans le cours de la maladie. Pourtant, dans presque tous les cas où des lésions de myocardite ont été trouvées à l'autopsie, on avait noté dans les observations un affaiblissement très marqué des bruits du cœur et des irrégularités du pouls.

L'affaiblissement des bruits du cœur, notamment du premier bruit, l'affaiblissement du deuxième bruit, le souffle systolique de la région mésocardiaque, l'irrégularité persistante des contractions cardiaques, l'arythmie, le bruit de galop, ont été successivement considérés par les auteurs comme des signes certains de myocardite; en réalité, aucun de ces symptômes ne peut faire porter un diagnostic ferme. Mais, contrairement à l'opinion de Constantin Paul qui, dans son *Traité des maladies du cœur*, 1887, page 454, regarde l'accélération du rythme cardiaque comme un signe réel de myocardite, nous pensons que la constatation de la tachycardie seule, cette tachycardie fût-elle excessive, ne permet pas de porter le diagnostic de myocardite; nous croyons que l'idée d'une lésion du myocarde doit être écartée si, l'accélération des battements du cœur étant très marquée, le pouls est régulier quoique faible, et les bruits cardiaques nettement perceptibles.

Il arrive assez souvent que la myocardite ne se révèle pas par les signes que nous avons indiqués plus haut : souffle, altérations du rythme, etc.; il y a dégénérescence latente. En effet, les vaisseaux périphériques étant dilatés n'apportent aucun obstacle à la force impulsive du cœur, et les irrégularités des contractions ventriculaires ne se produisent pas; mais si l'on vient à élever brusquement la tension sanguine par des bains froids, le malade n'en ayant pas encore pris, ou par des injections d'ergotine, les irrégularités éclatent et dévoilent le mauvais état du myocarde. Donc, si, le pouls étant très rapide mais régulier, on administre des bains froids et de l'ergotine, ou bien le pouls diminuera de fréquence et restera régulier, et, dans ce cas, le myocarde est sain, ou bien il deviendra irrégulier, trahissant ainsi l'altération du myocarde.

On voit dès lors que les bains froids, l'ergotine, tout à fait indiqués dans la tachycardie nerveuse, doivent être administrés avec beaucoup de ménagement lorsque le myocarde est altéré.

Nous devons faire remarquer aussi que la digitale est souvent inefficace dans la forme cardiaque de la fièvre typhoïde. Lorsqu'il y a myocardite, elle n'agit pas et peut même aggraver l'état du cœur, car elle élève la tension sanguine sans augmenter la force du myocarde dont les fibres sont dégénérées, et, par suite, le travail du cœur augmentant, une crise d'asystolie peut en être la conséquence ; lorsqu'il y a tachycardie par paralysie du pneumogastrique, elle n'agit pas non plus, car elle ne peut influencer l'organe par l'intermédiaire duquel elle doit ralentir le cœur.

En résumé, nous voyons que la tachycardie typhoïdique sera l'indice d'une complication cardiaque sans myocardite, lorsqu'elle ne sera pas accompagnée de bruits anormaux tels que souffle, bruit de galop ; de troubles du rythme tels que faux pas du cœur, arythmie. Une tachycardie, même excessive (150 à 200 pulsations), avec faiblesse extrême du pouls, hypotension très marquée, sans autre signe du côté du cœur, n'est nullement un indice de myocardite.

D'ailleurs, l'apparition brusque de la tachycardie, la marche irrégulière des symptômes, l'existence de nombreuses manifestations ataxiques, qui indiquent à quel point les centres de l'innervation cardiaque et vaso-motrice sont intéressés, tous ces signes mettront sur la voie du diagnostic.

Quelle part doit-on attribuer, dans la production de la tachycardie, à la lésion du pneumogastrique et à l'hypotension artérielle ? Il est bien difficile de répondre à cette question. Peut-être pourrait-on dire que l'accélération du rythme cardiaque est due, dans la forme ataxique, à l'altération des nerfs vagues; dans la forme adynamique, à l'hypotension artérielle ; mais, le plus souvent, les manifestations ataxiques et adynamiques apparaissant chez le même malade sans ordre ou successivement, l'adynamie faisant suite à l'ataxie, on ne peut constater que le résultat de deux causes qui s'unissent pour produire le même phénomène.

Nous avons exposé, aussi clairement qu'il nous était possible de le faire, les symptômes qui permettent de reconnaître dans quel cas la tachycardie typhoïdique indique une complication cardiaque sans lésion du myocarde; il ne nous reste plus maintenant qu'à examiner la question du pronostic; ce sera le sujet du chapitre suivant.

CHAPITRE IV

PRONOSTIC

De la forme cardiaque de la fièvre typhoïde dans le cas où il n'y a pas myocardite.

Nous savons que, dans la dothiénentérie, la règle est d'avoir, avec une température de 40 degrés, un pouls ne battant pas plus de quatre-vingts fois à la minute. Ce pouls est dicrote, car il y a toujours parésie de la tunique musculaire des artères, et la tension sanguine est faible (14 centimètres de mercure en moyenne au lieu de 18 centimètres qui représente la tension normale). Même avec une température très élevée (41°), le péril est médiocre, tant que le pouls ne dépasse pas 100 pulsations et conserve une certaine force. Mais si le nombre des pulsations atteint ou dépasse 120, quel pronostic doit-on porter ?

Pour Liebermeister, le pouls est la clé du pronostic dans la fièvre typhoïde, et cet auteur donne les chiffres suivants pour indiquer le rapport qui existe entre la gravité du pronostic et l'accélération du pouls :

Lorsque le nombre des pulsations atteint 140, il y a 50 décès pour 100 : au delà de 140, la proportion est de 80 pour 100 ; au delà de 150, elle est de 90 pour 100. Ces chiffres concernent les adultes.

— 38 —

D'après les observations recueillies par Willaume
(th. de Nancy, 1887), dans les cas où la mort s'est produite, onze fois sur dix-sept le pouls monte au dessus de
140 et s'y maintient ; dans plusieurs cas, il atteint 184,
188 ; le pronostic est donc très grave quand le pouls dépasse 140 pulsations et s'y maintient.

Nous croyons que tous ces chiffres sont un peu trop
absolus et qu'il faut tenir compte non seulement de l'accélération du pouls, mais aussi des autres signes qui accom-
pagnent la tachycardie.

Il est certain que toutes les fois qu'on notera plus de
120 pulsations, même dans une forme de fièvre typhoïde qui
semble évoluer normalement, alors même qu'on ne trouve
rien au cœur, il faudra réserver le pronostic et examiner l'organe central de la circulation avec soin, chaque
jour, car une complication cardiaque est à prévoir.

On tiendra compte de l'état du pouls, de la force et de
la régularité des bruits du cœur, des manifestations
ataxo-adynamiques qui peuvent se produire, de l'hypotension artérielle, de l'état des poumons, de la marche de
la température.

Supposons le cas où le pouls ne dépasse pas 140 pulsations, ou bien atteint ce chiffre mais ne s'y maintient pas;
si la température n'est ni excessive, ni hyponormale, si
les symptômes ataxo-adynamiques sont peu prononcés, les
bruits du cœur nettement perceptibles, le pronostic doit
être plutôt favorable. Il faut savoir qu'il existe une certaine différence dans la fréquence du pouls chez l'homme
et chez la femme. A gravité égale, le nombre des pulsations est toujours plus grand chez la femme et cette différence tient uniquement à l'excitabilité nerveuse plus pro-

noncée dans le sexe féminin ; il en sera de même d'ailleurs des individus du sexe masculin qui présentent dans leurs antécédents des signes de nervosisme.

M. Parisot (th. de Nancy, 1884) a signalé l'influence que peut avoir l'apparition d'une complication douloureuse (phlébite, otite, etc.) sur la rapidité des battements du cœur ; il peut se produire une accélération très marquée et persistante du pouls ; il est vrai que, dans ce cas, le pouls n'est pas dépressible et les bruits du cœur sont clairs. Quant au pronostic, il présente la gravité que l'on doit attribuer à la complication douloureuse (voir observation XIV).

Ces exemples suffisent à montrer que la gravité du pronostic n'est pas en raison directe de l'accélération du pouls.

Les manifestations nerveuses, qui peuvent accompagner la tachycardie, assombrissent d'autant plus le pronostic qu'elles sont plus précoces, plus intenses, plus durables. Elles indiquent que le poison typhoïdique exerce une action violente sur le système cérébro-spinal et qu'à l'excitation excessive qui en résulte succéderont l'adynamie et probablement le collapsus.

On doit aussi examiner avec soin l'état de la température : si l'on note un abaissement thermique brusque et très marqué, qui ne puisse s'expliquer ni par la médication, ni par une hémorragie intestinale ; si cet abaissement thermique ne s'accompagne pas d'une grande amélioration dans l'état du malade, il faut redouter le collapsus. Il faudra se méfier de la température axillaire qui peut être normale, alors que la température rectale est très élevée.

En général, dans la forme cardiaque de la fièvre

typhoïde dont nous nous occupons, les signes fournis par le poumon sont presque nuls et ne peuvent apporter aucun renseignement au sujet du pronostic; la dyspnée, lorsqu'elle est très marquée, indique seulement la virulence extrême de la typhoïdo-toxine. Les poumons ne s'engorgent que vers la fin et, à ce moment, les signes fournis par le cœur suffisent à faire porter le pronostic.

Nous avons vu comment on pouvait, au moyen des bains froids et des injections d'ergotine, se rendre compte de l'état du myocarde, comment on pouvait faire apparaître la dégénérescence latente. C'est un moyen dont il ne faudrait pas abuser, car il peut être dangereux, mais qu'on peut parfois employer avec succès.

Lorsque la tachycardie ne s'accompagne plus seulement de la faiblesse du pouls, mais que les bruits du cœur ont de la tendance à devenir irréguliers, à prendre le rythme fœtal, l'hypotension artérielle étant extrêmement prononcée et l'adynamie profonde, le pronostic devient très grave, sinon fatal. La mort a lieu le plus souvent par collapsus cardiaque et l'on voit apparaître alors tous les signes de l'adynamie du cœur décrits par Wunderlich. Quelquefois, la mort survient dans une syncope.

Plusieurs observations publiées dans ces dernières années prouvent que les malades peuvent guérir, alors même qu'ils sont arrivés à la période de collapsus; il ne faudrait donc pas, dans ces cas extrêmement graves, abandonner les malades, mais recourir aux moyens énergiques.

En somme, nous voyons que le pronostic de la forme cardiaque de la fièvre typhoïde, sans lésion du myocarde, ne doit pas reposer sur le seul symptôme tachycardie; qu'il faut tenir compte de l'intensité et du rythme du cœur, des signes d'ataxie et d'adynamie qui peuvent être plus ou moins intenses, de la marche de la température, de l'hypotension artérielle. Si la tachycardie constitue le seul symptôme inquiétant, le pronostic doit être le plus souvent favorable.

Les observations que nous allons donner maintenant vont justifier cette opinion.

CHAPITRE V

OBSERVATIONS

OBSERVATION I

(Service de M. le professeur Gros.)

J... Valentine, vingt-deux ans, sans profession, entre à l'hôpital de Mustapha (Alger), le 11 février 1895. Malade depuis quinze jours environ, elle a été prise au début de maux de tête, anorexie, courbature, vomissements, épistaxis. Elle présente, à son entrée, les symptômes d'une dothiénentérie à forme normale : inappétence, affaiblissement général, langue saburrale ; de légers gargouillements à la pression dans la fosse iliaque droite ; sur le ventre, quelques taches rosées. Les poumons sont presque normaux, on note seulement quelques râles fins à la base gauche.

Les bruits du cœur sont nets, bien frappés mais précipités ; on compte 130 pulsations à la minute, le pouls est un peu dépressible.

La température est de 39 degrés et la respiration est un peu accélérée : 22 mouvements respiratoires par minute.

En somme, le seul symptôme anormal est la tachycardie.

Les jours suivants, la température oscille entre 38°5 et 39°6.

On donne des bains tièdes à la malade chaque fois que la température dépasse 39 degrés.

Le pouls s'améliore, le nombre des pulsations atteint seulement 128, le 15 février.

Mais le 16, tandis que la température atteint à peine 39°5, le pouls monte rapidement à 142 et s'affaiblit ; les battements du cœur sont un peu atténués, mais nets et réguliers.

On donne au malade des stimulants et de la caféine, les bains sont continués, et le 17, le pouls retombe à 120.

Les 18, 19 et 20 février, la température oscille entre 38°5 et 39°5, et le pouls entre 120 et 130.

On note un peu de congestion des bases, insuffisante cependant pour expliquer la dyspnée qui est assez marquée.

Le 21 février, à la suite de deux injections de caféine faites le soir, la malade est prise, pendant la nuit, de délire et d'agitation ; elle tente à plusieurs reprises de quitter son lit. Ce délire doit-il être attribué à l'influence de la toxine typhoïdique sur les centres nerveux ou à celle de la caféine ? La deuxième hypothèse est probablement la meilleure, car le délire ne s'est plus reproduit, depuis le moment où la caféine a été remplacée par le sulfate de spartéine et des applications de glace sur le cœur.

Le 22 février, T. = 38°8. P. = 140.

Bruits du cœur faibles, mais toujours réguliers.

Dyspnée assez marquée, bien que les poumons ne présentent qu'un peu de congestion des bases.

Le 23 février, T. = 38 degrés. P. = 130.

Le 24 février, T. = 38°6. P. = 131.

Le 26 février, T. = 37 degrés. P. = 120.

Les jours suivants, le pouls se ralentit de plus en plus et devient plus fort. La malade sort le 12 mars, complètement guérie, le cœur absolument normal

En résumé, nous trouvons dans cette observation, comme traits saillants :

A côté des symptômes d'une fièvre typhoïde normale et même bénigne, puisque la température n'est pas très élevée et les signes ataxo-adynamiques à peu près nuls, nous trouvons une tachycardie assez intense (142 pulsations), un pouls dépressible mais régulier ; une dyspnée assez marquée ne répondant pas à l'état des poumons qui sont presque indemnes. Enfin, la marche de cette tachycardie est irrégulière et l'on ne retrouve ici aucun des signes qui caractérisent la myocardite.

Malgré l'accélération des battements du cœur, le pronostic porté n'a jamais été fatal, car le pouls n'a pas cessé d'être régulier, on n'a pas eu à noter des intermittences, faux pas du cœur, de l'embryocardie.

OBSERVATION II

(Service de M. le professeur Gros.)

L... Pierre, quarante-six ans, entre à l'hôpital de Mustapha, le 5 novembre 1800, au début d'une fièvre continue dont les oscillations ascendantes arrivent à 40°6 le 10 novembre. Les oscillations sont dès lors stationnaires et le malade présente tous les symptômes de la dothiénentérie; de nombreuses taches rosées apparaissent du 11 au 15.

Le pouls est à 100. Le cœur, dont les battements sont rapides mais nets, ne présente pas de bruits anormaux.

On note un peu de congestion à la base du poumon droit.

Le malade délire d'une façon presque continue; ce délire est calme.

Les jours suivants (16, 17, 18 et 19 nov.), la température oscille autour de 40 degrés et le pouls monte à 102, 120 et 132.

Les bruits du cœur ne sont pourtant pas altérés; ils sont seulement rapides mais très nets.

Le délire a diminué et ne se produit plus que la nuit.

On donne au malade, depuis le commencement de la période d'état, des bains tièdes et refroidis, des toniques, de la caféine.

Le 20 novembre, le nombre des pulsations s'élève à 140; le

pouls est petit, dépressible, mais régulier, presque incomptable.
Le malade se sent beaucoup mieux et demande à manger.

La dyspnée n'est pas très marquée.

Le 21 novembre, T. = 39°2. P. = 138. R. = 24.

Le malade a toujours un peu de délire.

Le 22 novembre, T. = 38°0. P. = 132. R. = 20.

Le délire diminue ; le pouls est plus énergique.

Le 23 novembre, T. = 39°1. P. = 132. R. = 25.

Congestion assez notable de la base du poumon droit.

Le 24 novembre, T. = 39°5. P. = 128.

Le pouls, meilleur, est facile à compter.

Le 25 novembre, T. = 39°0. P. = 122.

Cette ascension de la température est due à la formation de petits abcès du scrotum.

Le 27 novembre, T. = 38 degrés. P. = 124.

Le 28 novembre, T. = 39°3. P. = 120.

Abcès de la fesse.

Les jours suivants, le nombre des pulsations va en diminuant. On note des râles sous-crépitants aux deux bases et quelques sibilants disséminés dans les deux poumons. L'état général du malade s'améliore de plus en plus, et le malade sort guéri le 14 décembre.

En résumé, nous remarquons dans cette observation, comme dans le cas précédent, de la tachycardie très marquée, sans symptômes de myocardite ; les bruits du cœur ont toujours été réguliers, nets, quoiqu'un peu faibles ; pas de tendance à l'embryocardie, pas de faux pas du cœur. La clinique autorise donc ici encore à écarter le diagnostic de myocardite.

OBSERVATION III

(Service de M. le Dr Salliège.)

T... Auguste, balayeur des rues, vingt-deux ans, entre à

l'hôpital de Mustapha le 19 novembre 1896, au huitième jour d'une fièvre typhoïde à forme adynamique. Le malade présente la plupart des signes de la dothiénentérie et un certain degré de prostration.

T. = 39°2. P. = 108. Pas de dyspnée. Les battements du cœur sont normaux, le pouls un peu faible.

On administre au malade des bains tièdes, des toniques, de la caféine.

Du 22 au 28 novembre, la température oscille autour de 39 degrés, le pouls va en diminuant de 120 à 92.

Du 28 novembre au 6 décembre, la température oscille autour de 38 degrés, le pouls varie de 88 à 104.

Les jours suivants, la température est à peu près normale, le pouls oscille entre 80 et 90.

Le 21 décembre, la température remonte brusquement à 40 degrés ; le pouls atteint 120 ; le malade est pris de saignements de nez.

Les jours suivants, la température oscille autour de 40 degrés et le pouls va en augmentant.

Le 29 décembre, on note 140 pulsations ; le pouls est dépressible ; les battements du cœur ne sont pas très réguliers, mais il n'y a pas de faux-pas du cœur ; il n'y a pas de tendance à l'embryocardie.

La dyspnée est très marquée ; pourtant les poumons sont peu congestionnés ; on entend quelques râles fins aux bases et des râles sibilants disséminés dans les deux poumons.

On administre au malade, simultanément, des injections de caféine et d'ergotine.

Le lendemain, le pouls est tombé à 110.

Le 31 décembre, il remonte à 132.

Nouvelle dose de caféine et d'ergotine.

Le 1er janvier, le pouls retombe à 112.

Le 2 janvier. P. = 100.

Les jours suivants, le nombre des pulsations va en diminuant et le malade sort guéri le 20 janvier. Son cœur est normal.

— 47 —

Nous remarquons que la complication cardiaque survient dans le cours d'une rechute ; mais, encore dans ce cas, la tachycardie ne s'accompagne d'aucun des signes qui permettent de porter le diagnostic de myocardite.

Le pouls tombe brusquement de 146 à 110, sous l'influence de la caféine agissant comme tonique du cœur et de l'ergotine, relevant la tension artérielle par vaso-constriction, tension dont l'abaissement considérable entrait pour une part importante dans l'accélération des battements cardiaques.

OBSERVATION IV (personnelle).

Marie X..., trente-quatre ans, ménagère, très nerveuse, présente depuis plusieurs années des symptômes très nets d'hystérie non convulsive : zones hystérogènes, anesthésie pharyngée, troubles digestifs, rétrécissement du champ visuel, rires et pleurs le plus souvent pour des motifs futiles.

Elle est prise le 14 novembre 1897 de céphalalgie, lassitude générale, inappétence, vertiges, vomissements ; cet état persiste pendant sept à huit jours et le 20 novembre la fièvre éclate : le thermomètre indique 38 degrés le 20, 38°9 le 21 et 40°4 le 22 au soir.

La malade présente alors les symptômes suivants :

Céphalalgie, anorexie, bourdonnements d'oreille, agitation, rêvasseries, insomnie, délire la nuit. Pas de gargouillements dans la fosse iliaque droite, au niveau de laquelle cependant on provoque de la douleur par la pression. Diarrhée peu abondante, couleur ocre jaune ; nombreuses piqûres de puces, mais pas de taches rosées. La langue est rôtie, les dents fuligineuses et la rate présente une matité de 15 centimètres sur 9 centimètres. Aux poumons quelques râles sibilants disséminés. Au cœur rien. P. = 80.

Les urines renferment un léger nuage d'albumine qui n'augmente pas les jours suivants.

Le diagnostic de dothiénentérie, qui a été posé, est confirmé par la réaction agglutinante.

Le traitement institué consiste en : bains tièdes refroidis ; lavements froids ; potion de Todd ; infusion de café ; un bol de lait ou de bouillon une demi-heure après chaque bain. Boissons abondantes pour nettoyer la bouche et l'entretenir dans un état d'humidité constant, pour favoriser aussi la diurèse.

Les jours suivants, 23, 24, 25 novembre, la température oscille entre 39°8 et 41 degrés ; l'affection prend la forme franchement ataxique ; on note du délire violent, surtout la nuit, une dyspnée très marquée (33 mouvements respiratoires par minute), bien que l'auscultation des poumons ne révèle que des signes de bronchite peu intense. La malade se lève à plusieurs reprises, parle à haute voix, d'une façon saccadée ; elle présente des soubresauts des tendons qui empêchent de compter le pouls radial. Les urines sont assez abondantes (1100 grammes), renferment un très léger nuage d'albumine. Les selles sont peu abondantes.

Le pouls devient de plus en plus fréquent (138) et faible ; mais il est toujours régulier et les battements du cœur sont précipités, mais nets.

On ajoute au traitement précédent des applications de glace sur la tête et sur le cœur, des injections hypodermiques de sulfate de spartéine.

Le 26 novembre, les symptômes d'ataxie diminuent sensiblement et la fièvre oscille entre 39 et 40 degrés ; mais le nombre des pulsations reste élevé (136).

Les jours suivants (27, 28, 29), le pouls monte à 140, 144, 152 ; il est mou, dépressible ; les bruits du cœur sont cependant nettement perceptibles et l'on n'entend ni bruit de souffle ni bruit de galop ; pas de tendance à l'embyocardie.

La dyspnée est toujours très marquée et, à l'auscultation des poumons, on remarque que les râles de bronchite ont disparu ; on perçoit, au niveau des bases, des râles sous-crépitants surtout marqués à droite.

L'application de douze ventouses sèches ne semble pas amener une amélioration notable au point de vue de la dyspnée.

Du 30 novembre au 5 décembre, l'état de la malade est stationnaire ; on note toujours de l'agitation, du délire la nuit, mais pas de stupeur ; la malade entend très bien les questions qu'on lui pose.

Le pouls est toujours très rapide (142, 148, 154) et les bruits du cœur ne faiblissent pas.

Le 6 décembre, une émotion fait remonter momentanément la température à 40°6.

Le 17 décembre, on perçoit à la palpation, dans le flanc gauche, au niveau de la rate qui présente une longueur de 20 centimètres, de la crépitation amidonnée ; la presssion provoque de la douleur (périsplénite).

Une mouche de Milan est appliquée sur la région.

Les 18, 19, 20 décembre, on administre, par dose quotidienne de XVII gouttes, LI gouttes de solution de digitaline de Mialhe (solut. alcoolique au 1/1000).

Les applications de glace sur le cœur sont faites avec persévérance et l'on attend le résultat de cette médication. Aucun changement ne se produit dans l'état du malade ; le pouls est toujours très accéléré (138, 145) dans le cours de la semaine suivante.

La malade présente toujours un certain degré d'agitation, de l'inquiétude, un peu de délire parfois, les symptômes abdominaux ont disparu, la périsplénite également, la langue est normale. En somme, on ne constate plus que des accidents du côté du système nerveux : agitation, subdélire, tachycardie, dyspnée. Le cœur ne présente pas de bruits anormaux, mais les battements semblent plus faibles.

Du côté des poumons, un peu de congestion aux bases.

On soutient le malade par une médication stimulante : thé au rhum, frictions alcooliques, injections de caféine, d'éther, glace sur le cœur et sur la tête.

On ne donne plus de bains, la température n'étant pas très élevée, 38°5 en moyenne.

Le 29 décembre, la malade a une syncope ; on la ranime au

moyen d'injections d'éther et de caféine, par des flagellations et des frictions alcooliques.

Le 31 décembre, deuxième syncope.

Le 3 janvier, troisième syncope et mort.

Dans cette IV° observation, nous remarquons encore l'absence de tout signe de myocardite confirmée ; les symptômes cérébraux n'ont pas cessé d'accompagner les symptômes cardiaques, et la dyspnée qui ne répondait nullement à l'état des poumons permet de supposer que tous les signes que nous avons eu à enregistrer étaient dus très probablement à l'action du poison typhoïdique sur les centres nerveux.

OBSERVATION V

(Bernheim, Congrès de la Rochelle, 1882).

Fièvre typhoïde avec adynamie cardiaque pure, sans adynamie nerveuse dès le début. Mort le vingt-deuxième jour par asystolie nerveuse. Pas d'altération de la fibre musculaire du cœur.

X...., institutrice, vingt-deux ans, entre à l'hôpital le 13 novembre 1880, le quatrième jour d'une fièvre typhoïde.

Pouls fréquent (140) et faible. T. = 38°5. Intelligence nette. Respiration normale.

Les jours suivants (14, 15, 16, 17 novembre), la température oscille entre 37 degrés et 38°2, le pouls entre 140 et 160 ; la respiration est accélérée (40) ; rien aux poumons.

L'administration de quelques doses de digitale semble ne produire aucun effet et même augmenter la tendance au collapsus.

Dans la nuit du 16 au 17, 35 degrés ; abattement, extrémités froides, collapsus, injections d'éther.

Le 17 novembre, T. $= 37°7$; pouls faible, rapide (144 à 152). Respiration nette, pas de râles.

A partir du 19 novembre, la température est prise dans l'aisselle et dans le rectum; on constate que dans le rectum elle est toujours fébrile, alors qu'elle est hyponormale dans l'aisselle.

Du 19 novembre au 1er décembre, le pouls varie entre 140 et 176; la respiration est toujours accélérée.

La malade n'est soutenue que par la médication stimulante : thé au rhum, injections d'éther, frictions avec baume de Fioraventi.

Le 22 novembre, quelques râles sous-crépitants aux deux bases.

Le 27 novembre, deux selles hémorragiques.

Le 28 novembre, selles non sanguinolentes; somnolence; congestion peu prononcée aux bases. Délire la nuit.

Le 1er décembre, somnolence; vomissements porracés fréquents; mort à 3 h. 30, le vingt-deuxième jour de la maladie.

AUTOPSIE. — Pas de perforation intestinale.

Cœur. — Normal; les fibres musculaires sont très nettes.

Poumons. — Crépitent partout; congestion des bases.

En résumé, nous retrouvons dans cette observation la plupart des caractères de la forme cardiaque que nous décrivons : trachycardie excessive (176 pulsations) ; température peu élevée ($38°5$) ; engouement pulmonaire peu marqué, n'apparaissant que le treizième jour.

La digitale favorise le collapsus, mais ne renforce pas les battements du cœur ; le pouls reste accéléré et faible.

La tachycardie, survenue dès le début, a une évolution assez irrégulière. Pas de myocardite.

OBSERVATION VI

(Th. de Villaume, obs. III.)

Fièvre typhoïde avec adynamie cardiaque pure dès le début

de la maladie (sixième jour). Collapsus le treizième jour.
Médication stimulante. Amélioration. Mort par perforation
intestinale le dix-huitième jour. Pas de lésion du myocarde.

Alice G,.. dix-huit ans, entre à l'hôpital au sixième jour d'une
fièvre typhoïde avec 40 degrés et 128 à 140 pulsations.

Dès le huitième jour, la température baisse ; elle est hyponormale le treizième jour (36 degrés, collapsus) ; le pouls reste accéléré.

Grâce à la médication stimulante, la température remonte, le
pouls devient plus fort, se ralentit (120).

Mais une perforation intestinale enlève la malade le dix-huitième
jour. L'engouement pulmonaire n'était apparu que le treizième
jour et est resté localisé à la base droite.

Autopsie — *Cœur.* — Aspect extérieur normal ; consistance
ferme ; coloration normale. Fibres musculaires normales, striation
nette.

Poumons. — Congestion peu intense. Pas d'œdème à la coupe.

Observation VII

(Villaume, obs. IV.)

Un enfant de quatorze ans arrive au huitième jour d'une fièvre
typhoïde. Accélération paralytique précoce du cœur. Mort rapide
par collapsus cardiaque, le quatorzième jour.

La température a oscillé entre 39 et 41 degrés ; le pouls entre
124 et 184.

Dyspnée (40, 48) ; râles de bronchite, pas d'hypostase.

Autopsie. — *Cœur.* — Consistance et coloration normales.
Pas d'altération du myocarde.

Poumons. — Œdème récent.

Cette observation nous offre l'exemple d'une adynamie
cardiaque pure précoce. Dès le huitième jour, le pouls est

accéléré (148) ; cette grande fréquence persiste les jours suivants et va même en augmentant à partir du treizième jour ; le pouls monte à 160 et même à 188, le jour de la mort.

Il n'existe ni complications pulmonaires, ni manifestations nerveuses durant tout le cours de cette maladie. L'engouement pulmonaire n'a pas le temps de s'établir, tant la mort arrive rapidement.

OBSERVATON VIII

(Villaume, obs. IX.)

Ataxo-adynamie générale et adynamie cardiaque dès le début d'une dothiénenterie (cinquième jour). Mort le quinzième jour.

Marguerite H..., vingt-quatre ans, domestique, entre le 24 avril 1883, au cinquième jour d'une fièvre typhoïde.

T. = 39°5. P. = 116. R. = 24.

Les jours suivants, agitation, subdélire, extrémités bleuâtres. Bruits du cœur nets ; respiration normale.

Le 27 avril, quelques sibilances à droite.

Pouls varie entre 116 et 130. Température entre 39°8 et 40°8.

Le 30 avril, submatité dans les deux bases ; râles fins à la base droite.

Le 4 mai (quinzième jour), le pouls est à 160 ; la température à 40 degrés ; respiration, 28 le matin, 60 le soir.

Râles fins dans les deux bases.

La malade est inerte dans son lit. Les battements du cœur sont très faibles ; les extrémités sont bleuâtres.

A minuit, mort.

J. B.

Autorsie. — *Cœur.* — Muscle cardiaque ferme. Pas de signes de myocardite.

Poumons. — Congestion au niveau des bases. Dans tout le restant de la hauteur, son tissu crépite et surnage.

Dans cette observation, l'accélération paralytique du cœur apparaît dès le cinquième jour.

Les bains froids font tomber la température de 40°6 à 38 degrés le treizième jour.

Le pouls reste accéléré (120 à 132). Cyanose précoce.

A partir du treizième jour, la température remonte et le pouls devient plus faible et plus fréquent : 160.

Le poumon reste indemne presque jusqu'à la fin : ce n'est que deux jours avant la mort que se produit de la congestion hypostatique des deux bases.

Pendant toute la durée de la maladie, les symptômes nerveux persistent avec des alternatives d'adynamie et d'ataxie.

Observation IX

(Bernheim, Congrès de la Rochelle, 1882.)

L..., âgée de vingt-cinq ans, entre à l'hôpital le 21 décembre 1881, le septième jour d'une fièvre typhoïde.

Adynamie nerveuse et cardiaque précoce.

Dès les premiers jours, les manifestations nerveuses sont intenses.

Le jour de l'entrée, T. axillaire = 36°8. P. = 120. R. = 32. Le pouls est petit et dépressible.

Poumons : Sonorité thoracique, respiration normale en avant ; submatité en arrière, dans les trois derniers espaces des deux côtés, sans râles nets.

Pendant la nuit, délire et agitation.

Le soir, T. = 37°2. P. = 144. R. = 28.

Les jours suivants, la température axillaire est plutôt hypo-normale, le pouls est successivement à 124, 132, 160, 148 ; la respiration à 32, 50 et 52.

Peu de signes à l'auscultation des poumons.

La malade est toujours agitée.

Le 24 décembre (dixième jour de la maladie), face cyanosée, pupilles dilatées, soubresauts des tendons.

T. = 37°8, P. = 136. R. = 52.

Respiration rude en avant ; en arrière, respiration soufflée dans les deux bases et un peu dans le sommet droit ; submatité plus marquée à la base droite.

Mort par asystolie nerveuse.

Autopsie. — *Cœur*. — Volume normal ; myocarde un peu pâle. A l'examen microscopique, les fibres musculaires apparaissent normales.

Poumons. — Congestion assez considérable de la base droite. Le lobe inférieur gauche crépite et surnage.

Observation X

(Thèse de Lebon, 1884, obs. III.)

M..., dix-sept ans. Fièvre typhoïde. Adynamie nerveuse précoce.

Paralysie cardiaque (septième jour). Mort le douzième jour de la maladie.

Pas d'altération de la fibre musculaire du cœur.

Ce cas paraissait, au début, des plus bénins : pas de symptômes prédominants, fièvre modérée (39 degrés) et pouls peu accéléré.

A partir du septième jour, le pouls augmente de fréquence (112) en même temps qu'il devient petit et dépressible.

Les jours suivants, le pouls oscille entre 120 et 140 jusqu'à la mort qui survient le douzième jour.

Pendant toute la durée de la maladie, à ces symptômes de paralysie cardiaque s'étaient jointes des manifestations nerveuses d'adynamie.

Inefficacité de la digitale.

AUTOPSIE. — *Cœur.* — Normal, tissu ferme.

A l'examen microscopique, les fibres musculaires sont normales, striation très nette; la charpente conjonctive est normale; les vaisseaux sont sains.

Poumons. — Crépitent et surnagent partout. Œdème peu notable des deux bases.

OBSERVATION XI

(Thèse de Pouillot, Paris, 1893, obs. I.)

Fièvre typhoïde. Accélération cardiaque. Mort.
Pas de myocardite.

Alphonsine X..., quatorze ans, entrée le 8 mars (service de M. le Dr Moizard).

Malade depuis quinze jours; début par céphalalgie, courbature, diarrhée, anorexie.

A l'entrée, la malade est très abattue et répond mal aux questions qu'on lui adresse. Selles jaunes, ocreuses, fétides, très abondantes; ventre ballonné, douloureux surtout dans la fosse iliaque droite, où l'on perçoit du gargouillement. Taches rosées lenticulaires. Rate volumineuse.

Pouls faible, irrégulier, très fréquent.

Bruits du cœur affaiblis, surtout le premier.

Traitement : pas de bains; XX gouttes de teinture de digitale; 8 centigrammes de spartéine en injections sous-cutanées.

Le lendemain, dix-septième jour de la maladie, le cœur et le pouls sont meilleurs.

Le dix-huitième jour, faiblesse extrême du pouls, pulsations incomptables. Grande faiblesse des bruits du cœur. Yeux excavés, cyanose des lèvres et des extrémités qui sont refroidies; collapsus.

On fait plusieurs injections de caféine ; une heure après, le pouls se relève ; néanmoins, la malade succombe dans la soirée.

Autopsie. — *Poumons.* — Congestion des bases.

Cœur. — Consistance et coloration normales. Rien aux valvules.

A l'examen microscopique, striation des fibres musculaires très nette. Peu de leucocytes entre les fibres musculaires. Tissu conjonctif normal. Pas d'épaississement des parois vasculaires. Au niveau de ces parois, pas de diapédèse.

En résumé : pas de myocardite ; pendant la maladie, pas de souffle, pas d'intermittences, pas de bruit de galop, mais le pouls est irrégulier, faible et d'une fréquence telle qu'on ne peut compter les pulsations.

Le système nerveux est donc seul en cause.

OBSERVATION XII

(Thèse de Pouillot, observ. IV.)

Fièvre typhoïde. — Accélération cardiaque. — Guérison.

Marguerite X..., treize ans, entre le 21 octobre 1892 dans le service de M. le Dr Moizard.

Elle est au vingtième jour de sa maladie. A son entrée, état typhoïdique très prononcé, adynamie profonde, avec périodes d'agitation et de délire, surtout la nuit.

Dyspnée considérable (50 mouvements respiratoires par minute) et l'auscultation ne donne que des râles de bronchite disséminés dans toute la hauteur des poumons.

Battements du cœur faibles, mais réguliers. Pouls très faible, accéléré (150).

On administre XX gouttes de teinture de digitale.

Les jours qui suivent, 25, 26 et 27 octobre, état stationnaire.

Le 28 octobre, la digitale est supprimée et remplacée par six piqûres de caféine de 25 centigrammes chacune.

Les battements du cœur deviennent meilleurs, plus forts plus énergiques; le pouls reste tout aussi fréquent.

Le 31 octobre, état du cœur assez satisfaisant pour qu'on puisse donner des bains à 32 degrés; la température baisse; les pulsations diminuent de fréquence; le cœur est excellent.

Le 7 novembre, réapparition brusque des symptômes alarmants qui avaient disparu depuis huit jours; le pouls bat 100 fois par minute; il est presque filiforme. Les battements du cœur sont faibles. Pas de modifications dans le rythme.

Agitation extrême, insomnie, délire continuel.

On administre du sulfate de spartéine.

Dès le lendemain, amélioration notable, et quatre jours après tout rentre dans l'ordre.

La convalescence suit son cours, et le 19 décembre la malade sort guérie.

Dans cette observation, on remarquera la disparition puis la réapparition brusque, au bout de huit jours, des symptômes cardiaques, l'amélioration très rapide suivie de guérison.

Cette marche ne rappelle nullement l'évolution de la myocardite, qui débute progressivement, reste quelques jours à son maximum, et disparaît lentement au cours de convalescence. Il semble difficile de rattacher ces troubles à une lésion du myocarde.

OBSERVATION XIII

(Th. de Pouillot, obs. VI.)

Myocardite. Guérison.

Albert X..., treize ans, entre le 18 octobre dans le service de

M. le Dr Moizard, au huitième jour d'une fièvre typhoïde, avec tous les symptômes caractéristiques.

T. = 40 degrés le soir. P. = 110.

Le 23 octobre, pouls dicrote; battements cardiaques précipités, premier bruit affaibli, rythme de galop.

Extrémités des membres cyanosées.

Traitement : pas de bains tièdes. XXX gouttes de teinture de digitale.

Les 24 et 25 octobre, rythme de galop persiste ; battements cardiaques toujours faibles. Souffle au premier temps et à la pointe. P. = 110, dépressible, intermittent. T. = 39°5.

On administre de la caféine, en injections hypodermiques.

Le 27 octobre, chute brusque de la température de 2 degrés, pas d'hémorragie intestinale. Pouls irrégulier, battements un peu meilleurs.

Le 28 octobre, dicrotisme du pouls ; les battements du cœur se régularisent.

Le 30 octobre, pouls régulier, mais quelques intermittences. Le bruit de galop persiste.

Le 31 octobre, T. = 37°7. P. = 90 (plus de dicrotisme). Bruits du cœur normaux; rythme de galop a disparu, mais toujours quelques intermittences.

Le 3 novembre, les intermittences ont disparu, le pouls est plus fort, régulier (70 pulsations).

Le 8 novembre, le malade sort guéri.

En résumé : pas de tachycardie considérable (110) ; pas de dyspnée ; mais, tous les signes imputables à une lésion du myocarde : intermittences, irrégularité du pouls, affaiblissement du premier bruit, rythme de galop. De plus, ces accidents suivent, dans leur marche, l'évolution des lésions cardiaques : apparition progressive, période d'état, puis disparition lente à mesure que le myocarde revient à son état normal.

OBSERVATION XIV

(Th. de Parisot, Nancy, 1884, obs. XXX.)

Fièvre typhoïde moyenne, Phlébite : complication douloureuse amenant une grande fréquence du pouls, Guérison.

A. B..., domestique, vingt et un ans.

T. = 38°6 à 41 degrés. P. = 112 à 88, R. = 30 à 36.

Le seizième jour, phlébite, douleur vive dans le mollet et l'aine.

Le pouls monte à 136 ; les bruits du cœur sont normaux ; le pouls est fréquent, mais non dépressible.

Les jours suivants, cet état varie peu ; la douleur persiste, le pouls est toujours très fréquent, mais régulier ; les bruits du cœur sont normaux. La température oscille entre 37°5 et 38°5.

Enfin, vers le trente-sixième jour de la maladie, la douleur disparaît, et le pouls revient à la normale.

OBSERVATION XV

(E. Demange, *Rev. de Médecine*, 1885, p. 1026.)

Fièvre typhoïde chez une jeune fille de onze ans, d'une bonne constitution. Antécédents nerveux. Elle est examinée le quatorzième jour de sa maladie : ataxie très prononcée; T. = 40 degrés, P. = 120. Quelques râles d'hypostase pulmonaire. Bruits du cœur réguliers, faibles, pas de souffle.

Les jours suivants, symptômes ataxiques très prononcés, agitation extrême, délire. Plusieurs syncopes.

Le 22, la respiration prend, par moment, le rhytme de Cheyne-Stokes.

T. = 40 degrés à 40°6. P. = 140 à 150 ; le pouls est petit, dépressible, irrégulier. Légère hypostase pulmonaire ; extrémités
cyanosées et froides.

Injection d'ergotine (1 gramme). Thé au rhum. Le pouls se
relève, les syncopes ne se reproduisent plus. Le pouls à 130 est
plus fort, plus régulier ; les bruits du cœur sont mieux frappés. Au
bout de quelques jours, guérison, cœur absolument normal.

CONCLUSIONS

I. La tachycardie typhoïdique ne constitue pas à elle seule un signe de myocardite.

II. La fréquence de la myocardite typhoïdique a été considérablement exagérée. La tachycardie que l'on observe dans la dothiénentérie est le plus souvent le résultat de l'action des toxines, produites par le bacille d'Eberth, sur les centres de l'innervation cardiaque et vasculaire ; il y a à la fois paralysie du centre modérateur du cœur et hypotension sanguine par paralysie de la tunique contractile des artérioles.

III. La tachycardie symptomatique de la forme cardiaque de la dothiénentérie, sans lésion du myocarde, est ordinairement plus intense que la tachycardie consécutive à la myocardite et ne s'accompagne pas de souffle, bruit de galop, intermittences, etc., signes que l'on trouve au contraire presque toujours dans la myocardite typhoïdique. Le pouls est très faible, mais régulier ; les bruits du cœur sont nets. C'est vers la fin seulement qu'on voit apparaître l'arythmie ou l'embryocardie annonçant le collapsus cardiaque qui peut entraîner la mort. Enfin, la forme cardiaque dont nous nous occupons ne présente pas l'évolution assez régulière de la myocardite typhoïdique.

IV. Le pronostic ne doit pas reposer sur le seul symptôme tachycardie ; la gravité du pronostic n'est pas en raison directe de l'accélération du pouls. Il faut tenir compte de l'état des bruits du cœur, de l'hypotension artérielle et des manifestations ataxo-adynamiques, qui indiquent la violence plus ou moins grande avec laquelle le poison typhoïdique agit sur les centres d'innervation cardiaque et vasculaire. Si la tachycardie n'est accompagnée d'aucun autre signe inquiétant, le pronostic doit être le plus souvent favorable.

BIBLIOGRAPHIE

I. COMPLICATIONS CARDIAQUES DE LA FIÈVRE TYPHOÏDE

CHARCOT, BOUCHARD, BRISSAUD, Traité de méd., t. I, p. 765.

BROUARDEL, GILBERT, GIRODE, Traité de méd., t. I, p. 689.

HAYEM, Leçons cliniques sur les manifest. cardiaques de la fièvre typhoïde (Progrès méd., p. 414, 1874).

DEMANGE, Considérations sur la forme cardiaque de la fièvre typh. (Revue de méd., 1885).

LANDOUZY, Fièvre typhoïde dans ses rapports avec l'appareil vasculaire et cardiaque (Gaz. des hôp., 1886).

CHANTEMESSE, Pouls et cœur dans la fièvre typhoïde (Journal des Praticiens, 2e sem., 1894).

GALLIARD, Sur les déterminations cardiaques de la fièvre typhoïde (Archives génér. de méd., mai-juin, 1801).

HUCHARD, Sur les complic. card. de la fièvre typhoïde (Journal des Praticiens, 1894; Soc. des hôp., 1894).

SIREDEY, Complic. card. de la fièvre typhoïde (Soc. méd. des hôp. (13 juillet 1894).

BERNHEIM, Forme card. de la fièvre typhoïde (Assoc. pour l'avancement des sciences. Session de la Rochelle, 28 août, 1882).

VILLAUME, De la forme card. de la fièvre typhoïde (th. de Nancy, n° 244, 1887).

VINCENT, Des tachycardies, valeur séméiologique et pathogénique (th. de Paris, n° 233, 1890-1891).

POUILLOT, Complic. card. de la fièvre typhoïde chez l'enfant (thèse de Paris, 1893).

FÉRAUD, Myocardite aiguë typhique (th. de Lyon, n° 848, 1893).

PARISOT, Th. de Nancy, n° 102 1884.

Bernard, Th. de Paris, 1890.

Larcena, Th. de Paris, 1891.

Huchard, Semaine médicale, 9 mai 1888.

Rendu, Soc. méd. des hôp., 15 juin 1894.

II. Influence des toxines microbiennes
sur le cœur et les vaisseaux

Roger, Poison card. d'origine microbienne (Arch. de physiologie, avril 1893).

Artaud, Contribution à l'étude de l'action physiologique des toxines microbiennes (th. de Lyon, n° 1047, 1895).

Letulle, Troubles fonctionnels du pneumogastrique (th. d'agrégation, 1883).

Déhu, Rôle du bacille d'Eberth dans les complications de la fièvre typhoïde (th. de Paris, 1893).

Bouchard, Pathologie générale (article Infection, de Charrin; article Myocardite, de MM. Tripier et Devic).

Charrin et Gley, Société de Biologie, 7 novembre 1896.

Arloing, Influence des produits de culture du staphylocoque doré sur le système nerveux vaso-dilatateur (Ac. des sciences 7 septembre 1891).

— Des virus (1891).

— Fonctions générales des microbes infectieux (Académie des sciences, 7 mai 1888).

Courmont, Substances solubles favorisantes fabriquées par un bacille tuberculeux (Soc. de biol., 21 décembre 1889).

— Substances solubles prédisposantes à l'action pathogène de leurs microbes producteurs (th. de Lyon, 1891).

Courmont et Doyon, Pathogénie des contractures du tétanos (Archives de physiologie, janvier 1893).

Morat et Doyon, Action physiologique des produits sécrétés par le bacille pyocyanique (Lyon méd., mai 1891).

Rodet et Courmont, Études expérimentales des substances solubles toxiques élaborées par le staphylocoque pyogène (Revue de médecine, février 1893).

TABLE DES MATIÈRES

Lyon. — Imp. Pierrat Aîné, A. REY Succ., 4, rue Gentil. — 1793

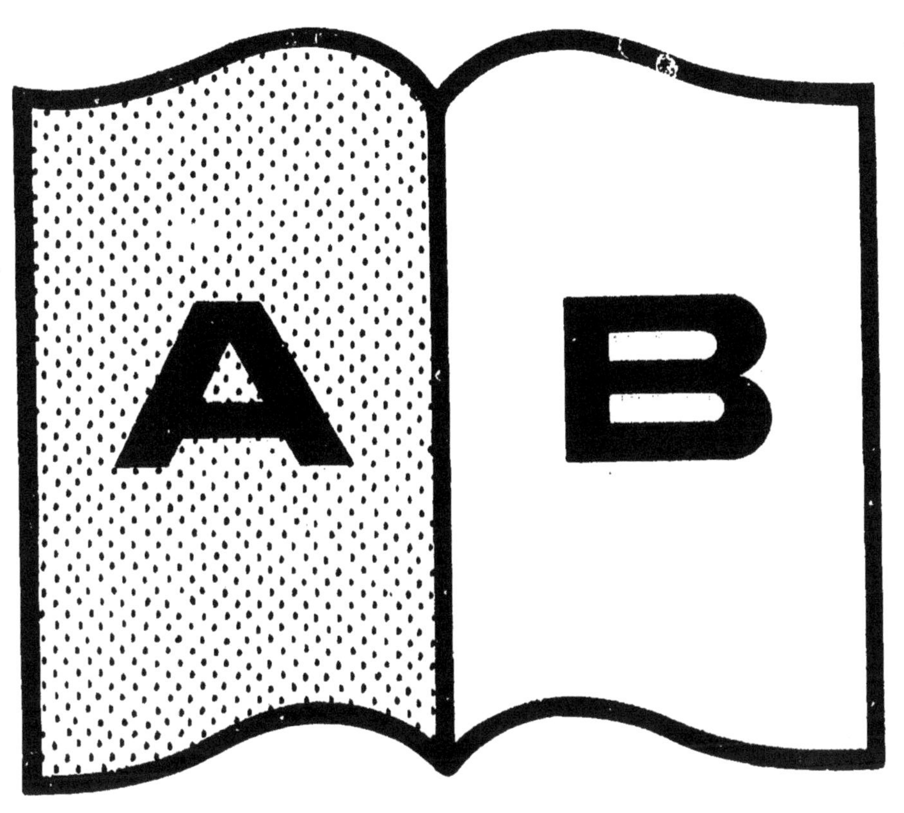

Contraste insuffisant

NF Z 43-120-14